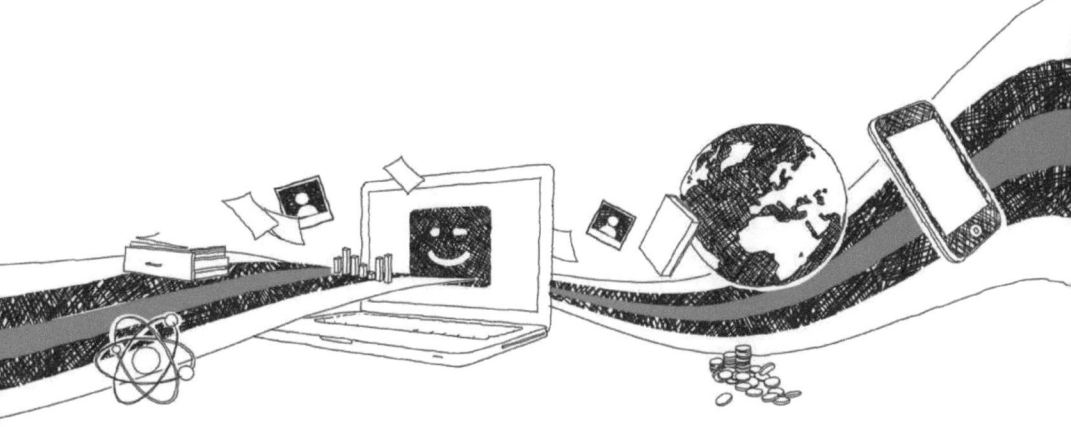
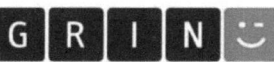

Gewaltfreie Kommunikation zur Steigerung der Resilienz. Entwicklung eines Präventionskonzepts für eine Intensivstation

Jelena Zikic

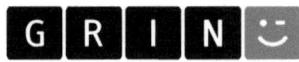

Bibliografische Information der Deutschen Nationalbibliothek:

Die Deutsche Nationalbibliothek verzeichnet diese Publikation in der Deutschen Nationalbibliografie; detaillierte bibliografische Daten sind im Internet über http://dnb.d-nb.de abrufbar.

ISBN: 9783346663979
Dieses Buch ist auch als E-Book erhältlich.

FOM Hochschule für Oekonomie und Management gGmbH

Hochschulzentrum München

Berufsbegleitender Studiengang

Gesundheitspsychologie und Medizinpädagogik

6. Semester

Seminararbeit im Fach

Primärprävention II: Methoden & Qualitätssicherung in der Praxis

Gewaltfreie Kommunikation zur Steigerung der Resilienz

Autorin: Jelena Zikic

Abgabedatum: 14.07.2021

Abstract

Hinführung:

Die Art und Weise wie wir kommunizieren spielt nicht nur in unserem Alltag eine wichtige Rolle, sondern auch in unserer Arbeitswelt. Falsche Kommunikation kann zu Konflikten führen und diese können wiederrum Stressbelastung begünstigen. Auch kann dadurch die Beziehung, sowohl zwischen den Mitarbeitern, als auch zwischen Führungskräften und Mitarbeitern, darunter leiden. Die vorliegende Arbeit beschäftigt sich mit der Entwicklung eines Präventionskonzepts für eine Intensivstation in der Klinik mit dem Fokus auf den Einsatz der Gewaltfreien Kommunikation zur Steigerung der Resilienz. Das Konzept wurde in einer studentischen Gruppe erstellt, die aus insgesamt 5 Teilnehmern bestand.

Thema und Zielsetzung:

Der Anstieg von AU-Tagen und AU-Fällen aufgrund psychischer Erkrankungen steigt. Psychische Belastungen können auch durch geringe Wertschätzung und durch den fehlenden Einsatz von wichtigen Ressourcen entstehen. Ziel ist es, den Teilnehmern der Intervention Methoden und Techniken der Gewaltfreien Kommunikation beizubringen, die sie nützlich in ihrem stressigen Arbeitsalltag auf der Intensivstation nutzen können, um ihre Resilienz zu stärken und die Kommunikation fairer und wertschätzender zu gestalten.

Methoden:

Für die Entwicklung des Konzepts hat sich die Gruppe als Grundlage an dem Leitfaden Prävention des GKV-Spitzenverbandes orientiert sowie dem §20 des Sozialgesetzbuches V. Es wurde eine direkte sowie indirekte Zielgruppe definiert und Maßnahmen entwickelt, die sich sowohl auf die Verhaltens- als auch auf die Verhältnisprävention beziehen. Die Ziele wurden zusätzlich mithilfe der Wirkungstreppe dargestellt und anschließend 3 beispielhafte Seminareinheiten in dem Berliner Modell veranschaulicht. Für die Präsentation und Durchführung der Seminare wurde eine zertifizierte GFK-Trainerin zur Unterstützung geholt.

Inhaltsverzeichnis

Abbildungsverzeichnis

Tabellenverzeichnis

Abkürzungsverzeichnis

AU-Tage	=	Arbeitsunfähigkeitstage
CNVC	=	Center of Nonviolent Communication
GFK	=	Gewaltfreie Kommunikation
SGB	=	Sozialgesetzbuch
TN	=	Teilnehmer

1 Einleitung und Hintergrund

Die vorliegende Hausarbeit befasst sich als Prüfungsleistung des Moduls „Primärprävention II" mit der Planung einer präventiven Intervention zur Steigerung der Resilienz in einem Krankenhaus auf der Intensivstation. Der Schwerpunkt wird hierbei auf den Einsatz der sogenannten „Gewaltfreien Kommunikation" gelegt. Das Konzept wurde in einer studentischen Gruppe entwickelt, die aus insgesamt 5 Teilnehmern bestand. Aus Gründen der Lesbarkeit wurde im Text die männliche Form für Personenbezeichnungen und personenbezogenen Wörtern genutzt. Alle Angaben beziehen gleichermaßen alle Geschlechter ein.

1.1 Theoretische Grundlagen aus der Wissenschaft

Nach dem DAK-Gesundheitsreport 2020 waren psychische Erkrankungen mit 17,1%im Jahr 2019 der zweithäufigste Grund für Arbeitsunfähigkeitstage, abgekürzt AU-Tage, in Deutschland. Betrachtet man Abbildung 1 wird deutlich, dass die Tendenz seit 1997 stetig steigt. Zu den häufigsten Diagnosen zählen depressive Episoden, rezidivierende depressive Störungen sowie Reaktionen auf schwere Belastungen und Anpassungsstörungen. Die Fehltage sind besonders in den Gesundheitsberufen häufig vorzufinden (Marschall et al., 2020, S. 26). Dabei tragen besonders der verstärkte Wettbewerbsdruck und die Verknappung der Ressourcen in Dienstleistungsunternehmen zur Entstehung des Krankenstandes bei. Infolgedessen kommt es zu Arbeitsverdichtungen, Rationalisierungen und häufig auch zu Personalabbau, was wiederrum spürbare und krank-machende Arbeitsbelastungen begünstigt, wie beispielsweise Stressbelastungen. All das zusammen sorgt für einen Anstieg des Krankenstandes (Marschall et al., 2020, S. 5) Besonders in Unternehmen herrscht oft ein Ungleichgewicht zwischen Belastung und Beanspruchung. Die fundamentalen Ressourcen, wie beispielsweise die Unterstützung und Anerkennung sowohl von Vorgesetzten als auch von Kollegen, können hier helfen. Jedoch stützt sich laut dem DAK-Gesundheitsreport die Mehrheit der Beschäftigten auf die Unterstützung von Kollegen. Mit nur 33% ist der Anteil von Beschäftigten, die Lob und Anerkennung durch ihre Vorgesetzen erfahren, relativ gering im Vergleich dazu. Das geringe Zeigen von Wertschätzung kann unter anderem an der mangelnden oder falschen Kommunikation liegen. Dadurch kann es zu Konflikten kommen und das wiederrum führt zu einem Teufelskreis, denn: Stress fördert Konflikte und Konflikte fördern Stress. Konflikte entstehen meistens durch unterschiedliche Zielsetzungen und die damit gerade erwähnte unzureichende Kommunikation (Schmidt et al., 2015, S. 155) Um dieses Problem zu lösen bzw. zu minimieren, eignet sich die Gewaltfreie Kommunikation, abgekürzt GFK. Sie hilft Konflikte richtig zu bearbeiten und den Umgang mit dem damit verbundenen Stress positiv zu beeinflussen.

Abbildung 1: AU-Tage & AU-Fälle pro 100 Versichertenjahre aufgrund psychischer Erkrankungen

Diese Abbildung wurde aus urheberrechtlichen Gründen von der Redaktion entfernt.

Quelle: DAK-Gesundheitsreport 2020, S.19

1.2 Gewaltfreie Kommunikation

Die Gewaltfreie Kommunikation ist eine entwickelte Kommunikations- und Konfliktlösungsmethode, die darauf abzielt, die Anliegen aller am Konflikt Beteiligten wahrzunehmen und zu berücksichtigen, um eine positive Bearbeitung von Konflikten zu ermöglichen (Baller & Schaller, 2017, S. 66). Kommunikation ist allgegenwärtig und ihr sich zu entziehen ist nicht möglich, insbesondere in Krankenhäusern, das buchstäblich von Interaktionen lebt (Baller & Schaller, 2016, S. 6). Mithilfe der GFK kann sich unser natürliches Einfühlvermögen sowohl in Kontakt mit uns selbst als auch mit unseren Mitmenschen wieder entfalten. Die GFK zeigt uns, wie wir unsere Ausdrucksweise und unser Zuhören umgestalten können. Dabei spielt das Umgestalten auf den folgenden vier Bereichen die wichtigste Rolle: was wir beobachten, was wir fühlen, was wir brauchen und warum wir bitten wollen. Damit wird nicht nur das intensive Zuhören, Respekt und Empathie gefördert, sondern sie verbessert zusätzlich unsere Lebensqualität. Es lässt sich eine bessere persönliche Beziehung erzielen, sowie bessere Kontakte am Arbeitsplatz (Rosenberg & Holler, 2016, S. 25).

1.3 Gesetzliche Grundlagen und Leitlinien

Als Grundlage dient der Leitfaden Prävention des GKV-Spitzenverbandes. Das Konzept bezieht sich auf die gesetzliche Grundlage des §20 Abs. 3 Nr. 5 und 6 im SGB V (Sozialgesetzbuch 5). Die Nummer 5 hat das Ziel, die gesundheitliche Kompetenz zu erhöhen sowie die Souveränität der Patienten zu stärken. Die Nummer 6 dagegen bezieht sich auf das Ziel, depressive Erkrankungen zu verhindern, sie rechtzeitig zu erkennen und dementsprechend nachhaltig zu behandeln (§20 SGB V, Einzelnorm o.J.). Wichtig ist, dass sich das Konzept an dem §20 Abs. 4 Nr. 3 SGB V richtet, in dem es um die Gesundheitsförderung in Betrieben geht, denn hier wird anschließend die betriebliche Gesundheitsförderung nach §20b SGB V festgehalten. Das Handlungsfeld stellt dabei ein Gesundheitsförderlicher Arbeits- und Lebensstil da, mit den folgenden zwei Hauptpräventionsprinzipien: Stressbewältigung und Ressourcenstärkung (GKV-Spitzenverband 2020, S. 109ff) (§20b SGB V- Einzelnorm, o.J.). Das Präventionsprinzip der Stressbewältigung und Ressourcenstärkung stellen in dem Konzept sowohl die Vermittlung von Methoden zur Ressourcenstärkung dar (kognitive Umstrukturierung zur Einstellungsänderung) als auch die Vermittlung von sozialkommunikativen Kompetenzen. Dabei spielen nach dem Leitfaden folgende vier Förderkriterien eine wichtige Rolle: die Umsetzung verhaltenspräventiver Maßnahmen, die Beratung zur Gestaltung gesundheitsförderlicher Arbeitsbedingungen, die Qualifizierung/Fortbildung von Beschäftigten zu potenziell Multiplikatoren und zu guter Letzt die Unterstützung der internen Kommunikation. Aktivitäten und Maßnahmen, die von der Förderung ausgeschlossen sind, sind beispielsweise individuumsbezogene Abrechnung von Maßnahmen, was bei Einzelstunden der Fall wäre (GKV-Spitzenverband, 2020, S. 102).

2 Steakholder und Zielgruppe

2.1 Organisationsvorstellung

Wie bereits in der Einleitung erwähnt, wurde das Konzept für ein Krankenhaus entwickelt. Dabei handelt es sich um die Kreisklinik Ebersberg im Landkreis

Ebersberg. Sie ist ein akademisches Lehrkrankenhaus der Technischen Universität München und Mitglied bei der Gesundheit Oberbayern GmbH. Die Intervention bezieht sich auf die Intensivstation der Klinik, die mit insgesamt 16 Betten ausgestattet ist.

2.2 Beschreibung der Steakholder und Zielgruppe

Zielgruppen:

Bei der Zielgruppe wird zwischen der direkten und der indirekten Zielgruppe unterschieden. Zur direkten Zielgruppe gehören 50 Mitarbeiter des Intensivpflegepersonals, drei Stationsleitungen, drei Stationshilfen sowie Stationsärzte, bei denen zwei im chirurgischen, zehn im anästhesistischen und fünf im internistischen Bereich tätig sind. Außerdem gehören noch drei Oberärzte dazu. Zu der indirekten Zielgruppe zählen Patienten, kurzzeitig eingesetztes Personal wie beispielsweise Physiotherapeuten oder Logopäden, sowie weiteres Personal.

Stakeholder:

Die Stakeholder werden in interne und externe Stakeholder untergliedert. Zu den internen gehören die Geschäftsleitung, die Personalleitung, Personalabteilung, die Beauftragten für das betriebliche Gesundheitsmanagement, der Betriebsrat und die Patientenfürsprecher. Zu den externen Stakeholdern zählen die Krankenkassen sowie das Center of nonviolent Communication, abgekürzt CNVC.

2.3 Reichweite des Projekts

Bei dem entwickelten Konzept handelt es sich um ein Pilotprojekt. Es wurde speziell für die Intensivstation des Krankenhauses Ebersberg vorhergesehen und soll das interdisziplinäre Team erreichen. Für das Projekt zur Förderung der Kommunikationskompetenz zur Steigerung der Resilienz wurde ein zeitlicher Rahmen von einem Jahr festgelegt. Außerdem ist es wichtig zu erwähnen, dass das Konzept kein „Allheilmittel" ist und Kommunikationsprobleme trotzdem auftreten können. Das Erlernen ist hierbei ein Prozess, bei dem eine intrinsische Motivation sowie Disziplin der Teilnehmer vorhanden sein müssen. Diese beiden Punkte gehören zu den wichtigsten Voraussetzungen.

3 Wirkung des Angebots

3.3 Darstellung der Wirkungstreppe

Im Folgenden wird die Wirkungstreppe für die Letztzielgruppe dargestellt und erläutert. Die Treppe besteht aus insgesamt 7 Stufen, wobei sich die ersten 3 auf die Output-Ebene, 4-6 auf die Outcome-Ebene und die letzte auf die Impact-Ebene beziehen. Die Outputs sind hellblau dargestellt, die Outcomes lila und die Impacts dunkelblau (siehe Abbildung 2). Einfach ausgedrückt beschreiben die Outputs „Was wird gemacht?" und die Outcomes und Impacts „Was soll bewirkt werden?" (Kurz & Kubek, 2021, S. 35). Die einzelnen Abschnitte beschreiben grundsätzlich verschiedene Stufen, die die Wirkung einer Maßnahme erreichen kann. Man spricht immer dann von Wirkung, wenn eine Maßnahme zu Veränderungen führt. Die ersten 3 Stufen, die Outputs, beschreiben, dass ein Projekt bestimmte Leistungen und Maßnahmen anbietet. Die erste Stufe nennt sich „Aktivitäten finden wie geplant statt". In diesem Fall sind das die Einführungsseminare, die immer Mittwoch bis Freitag von 16:00-19:00 Uhr, sowie die darauffolgenden Übungsgruppen, die immer dienstags von 16:00-19:00 Uhr, stattfinden. Die angebotenen Leistungen stellen hier die GFK-Trainings dar, die Übermittlung von Grundwissen, Gruppenarbeiten, Rollenspiele etc. beinhalten. Stufe 2 ist erreicht, wenn die Zielgruppen erreicht werden und die Teilnehmer regelmäßig an den Kursen teilnehmen. Die dritte Stufe „Zielgruppen akzeptieren Angebote" hat das Wirkungsziel, dass die Teilnehmer mit den Seminaren zufrieden sind und das Angebot annehmen (Kurz & Kubek, 2021, S. 36). Die Stufen 4-5, die sogenannten Outcomes, beschreiben die Wirkungen bei den Zielgruppen. Die vierte Stufe ist erreicht, wenn die Teilnehmer neue Fähigkeiten erwerben sowie die Hintergründe und Techniken der GFK verinnerlicht haben. Die fünfte Stufe baut auf der vorherigen Stufe auf. Hier ist die Wirkung die Änderung des Handelns der Zielgruppe. Die Teilnehmer wenden also ihr erlangtes Wissen in ihrem Arbeitsalltag an, wie beispielsweise einfühlendes Sprechen und Zuhören. Stufe 6 beschreibt die Veränderung in Hinblick auf die Lebenslage der Zielgruppe. Hier nehmen die Teilnehmer Veränderungen in ihrem Alltag wahr, beispielsweise einen harmonischeren Umgang und eine harmonischere Kommunikation in der Arbeit. Außerdem erleben sie dank der verbindenden und achtsamen Kommunikation eine positive Auswirkung auf ihre Motivation und auf ihr Wohlbefinden. Die letzte Stufe auf der Wirkungstreppe, Stufe 7, beschreibt die Wirkungen auf der Ebene der Gesellschaft. Diese Stufe ist erreicht, wenn sich auch eine Veränderung in der

Gesellschaft, der indirekten Zielgruppe, bemerkbar macht. Die Teilnehmer erreichen und beeinflussen ihre Kollegen, die Patienten, Familienmitglieder sowie Freunde. Zusammen führt dies zur einer faireren Kommunikation (Kurz & Kubek, 2021, S. 37).

Abbildung 2: Wirkungstreppe für die Letztzielgruppe

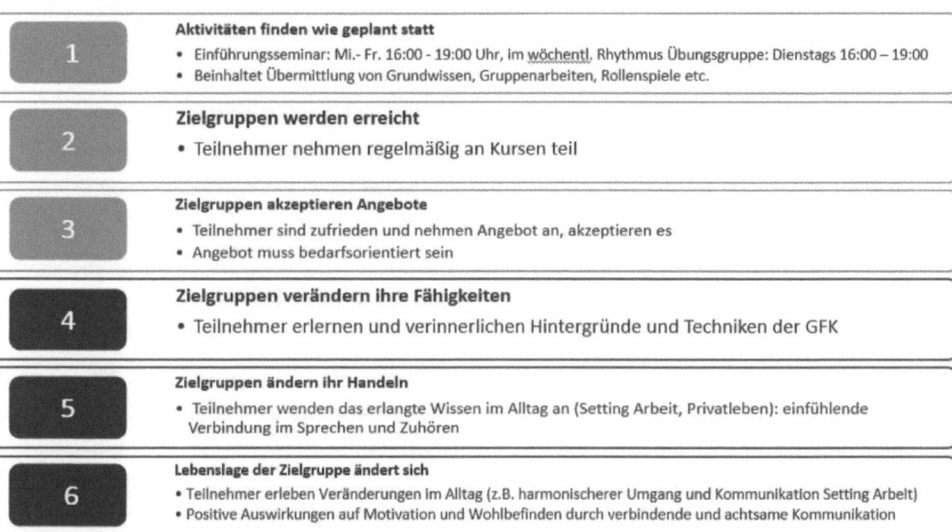

Quelle: Eigene Darstellung in Anlehnung an Kurz & Kubek, 2021, S. 5

Die Wirkungsorientierung ist wichtig, denn sie hilft dabei Interventionen von Anfang an wirkungsvoll zu gestalten und die Arbeit gegenüber den Krankenkassen zu legitimieren. Außerdem hilft sie festzustellen, was überhaupt mit dem Projekt bewirkt wird sowie mit der anschließenden Darstellung der Ergebnisse. So lässt sich die Arbeit kontinuierlich verbessern und man kann aus Fehlern lernen (Kurz & Kubek, 2021, S. 8)

3.4 Beschreibung des Inputs

Um das Konzept überhaupt erst realisieren zu können, müssen gewisse finanzielle und personelle Ressourcen vorliegen. Zum einen werden zertifizierte GFK-Trainer benötigt. Da an unseren Kurseinheiten maximal 10 Personen teilnehmen, reicht hier ein Trainer aus. In diesem Fall wird das Marie Wittke sein, zertifizierte GFK-Trainerin. Zu den benötigten Qualifikationen mehr in Punkt 4.2. Falls das die Nachfrage höher ist als geplant und mehr Personen teilnehmen wollen, wird die Anzahl der Trainer dementsprechend angepasst. Für das Seminar wird ein Flipchart mit Stiften benötigt, sowie ein Beamer mit einem Laptop und einer Leinwand. Die Kurse finden im Seminarraum der Klinik statt. Um auf das Konzept aufmerksam zu machen, werden Plakate und Flyer in der Klinik verteilt, wie z.B. am schwarzen Brett oder im Schwesternzimmer. Außerdem werden sie ins Intranet gestellt sowie zusätzlich Informationsmaterial in Form von Lernvideos zur Verfügung gestellt. So haben sowohl Mitarbeiter als auch Führungskräfte die Möglichkeit bei nachkommenden Fragen schnell und unkompliziert nachzusehen. Wichtig ist auch, dass die GFK-Seminare jedem Mitarbeiter als Arbeitszeit angerechnet werden. Als Anreiz bzw. Motivation bekommt jeder Teilnehmer ein Teilnehmerzertifikat. Was die finanziellen Ressourcen angeht, setzen die Maßnahmen der betrieblichen Gesundheitsförderung der Krankenkassen ein finanzielles Eigenengagement des Betriebs voraus. Die Kosten für das Präventionsprogramm werden somit zwischen dem Arbeitgeber und den Krankenkassen aufgeteilt (GKV-Spitzenverband, 2020, S. 102)

3.5 Ziele auf Output-, Outcome- und Impact-Ebene

Ein fundamentaler Schritt in der Interventionsplanung ist das Aufstellen von Interventionszielen. Eine der bekanntesten Methoden, um Ziele zu formulieren, ist die sogenannte „SMART-Regel". Dabei steht jeder Buchstabe für ein Adjektiv - eine Eigenschaft - an dem sich die Zielbeschreibung orientieren sollte.

- Der Buchstabe S steht für die Eigenschaft spezifisch
- Der Buchstabe M steht für die Eigenschaft messbar
- Der Buchstabe A steht für die Eigenschaft achievable (erreichbar/akzeptiert)
- Der Buchstabe R steht für die Eigenschaft realistisch
- Der Buchstabe T steht für die Eigenschaft terminiert
  (Meyer & Reher, 2015, S.11)

Das Interventionsziel für die vorliegende Arbeit wurde nach der SMART-Regel auf Output-, Outcome- und Impactebene formuliert. Zunächst erfolgt die Erläuterung der verschiedenen Ebenen. Auf der Output-Ebene ist das Ziel für die direkte Zielgruppe, das Stattfinden der Einführungsseminare, die insgesamt 4x im Monat, an 3 Tagen, für 3 Stunden, für maximal 10 Teilnehmer angeboten werden. Anschließend werden nach der Anlaufzeit des Basiskurses Übungsgruppen von einem Monat angeboten, die immer dienstags im 2-Wochen-Rhythmus statt. Das Ziel für die indirekte Zielgruppe ist, das Interesse und die Neugierde der Personen zu wecken, damit das Konzept wahrgenommen wird. Dazu dienen die Plakate, die gesehen und gelesen werden. Das Ziel auf der Outcome-Ebene ist, dass die Teilnehmer die Hintergründe und Techniken der GFK erlenen und diese regelmäßig im Arbeitsalltag anwenden. Sie äußern außerdem einen Anstieg von Empathie im interdisziplinären Team und haben ein sichereres und klareres Auftreten im Patientenkontakt. Gemessen wird die Wirkung mithilfe einer Mitarbeiter-Befragung zur Zunahme der persönlichen Zufriedenheit in der Ausübung der beruflichen Tätigkeit. Auf der letzten Ebene, der Impact-Ebene, erreichen die GFK-Techniken auch außenstehende Personen und beeinflusst ihr Kommunikationsverhalten. Patienten äußern vermehrt erfolgreiche Kommunikations-Ergebnisse. Außerdem erleben die Teilnehmer eine Steigerung ihrer Resilienz in belastenden Situationen und tragen durch den gezielten Einsatz der GFK zur Optimierung von Prozessen bei. Zusätzlich steigen die Wirtschaftlichkeit und Wettbewerbsfähigkeit, da es einen positiven Einfluss auf das Image des Unternehmens hat.

4 Darstellung der Aktivitäten bzw. Maßnahmen

4.1 Rahmen und Voraussetzungen der Aktivitäten

Mithilfe der zertifizierten GFK-Trainerin Marie Wittke wurde eine Gesamtübersicht über die Intervention dargestellt (siehe Abbildung 3 auf Seite 9). Die Inhalte der Seminare werden in den drei Bereichen Geschäftsführung, Führungskräfte und Mitarbeiter unterschieden. Vorab ist wichtig zu erwähnen, dass die Teilnahme auf freiwilliger Basis erfolgt. Wie bereits erwähnt, finden die Seminare im Seminarraum der Klinik statt. Das Seminar für die Geschäftsführung beinhaltet die Vorstellung der Grundprinzipien der GFK sowie die Vorteile für das Unternehmen. Im Bereich der Führungskräfte beinhaltet der Kurs die Einführung in die GFK mit dem Fokus auf die Führungsrolle sowie Deep Dive Sessions, in denen besprochen wird, wie man Personalgespräche wertschätzend und effizient führen kann. Für die Mitarbeiter fängt das Seminar auch zunächst mit einer Einführung in die GFK kann mit anschließenden Vertiefungsgruppen, in denen bearbeitet wird, wie man beispielsweise richtig mit Beschwerden und unzufriedenen Patienten umgeht. Sowohl die Führungskräfte als auch die Mitarbeiter bearbeiten in den Seminaren zusätzlich Fälle aus dem Arbeitsalltag, um die Praxis näher zu bringen.

Abbildung 3: Gesamtübersicht Konzept

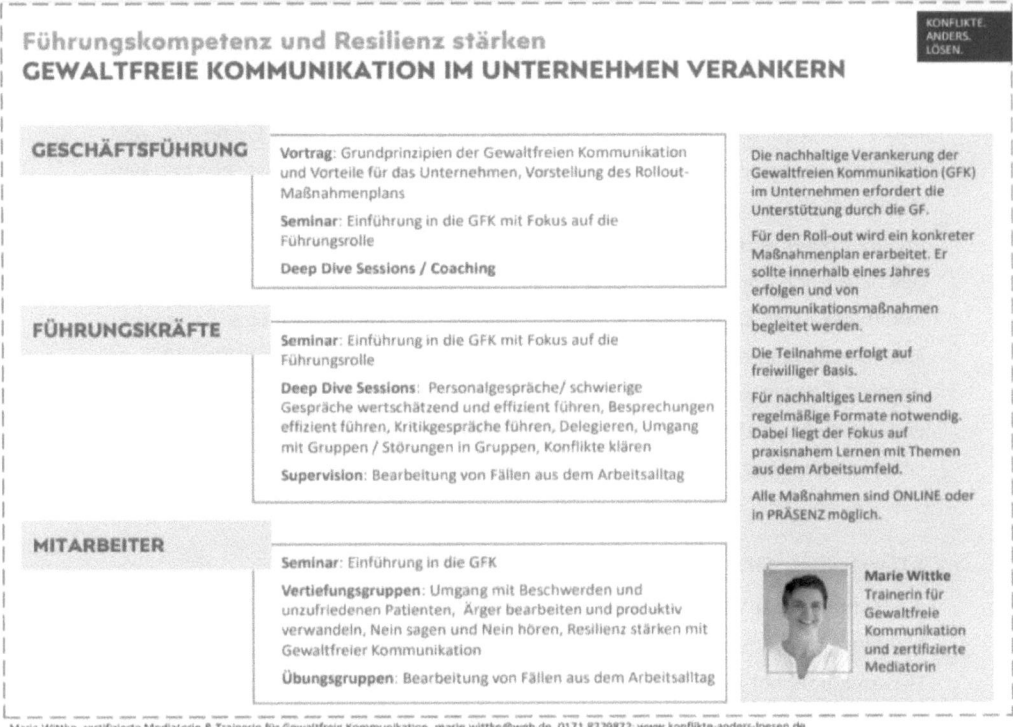

Quelle: Wittke, 2021

4.2 Qualifikationen und Kompetenzen der durchführenden Personen

Nach dem Leitfaden Prävention müssen die Anbieter nach §20 Abs.4 Nr. 1 SGB V bestimmte Kriterien erfüllen, um die Anerkennung der Qualifikation als Kursleiter zu erhalten. Da die Gruppe im §20b nichts über die Anbieterqualifikation im betrieblichen Setting finden konnte, entschied man sich, sich auf den §20 zu stützen. Man benötigt einen staatlich anerkannten handlungsfeldbezogenen Berufs- oder Studienabschluss, personale Kompetenzen, wie beispielsweise Sozialkompetenz, Selbstständigkeit, Kompetenz im Umgang mit Diversität, sowie fachwissenschaftliche und fachpraktische Kompetenzen (GKV-Spitzenverband, 2020, S.58). Zu den fachwissenschaftlichen Kompetenzen zählen Theorien zu Stress und Stressbewältigung, zu den fachpraktischen Kompetenzen der Punkt

„Beratung, Training, Schulung, Selbsterfahrung und Einweisung in das Stressbewältigungsprogramm" (vgl. GKV-Spitzenverband, 2020, S.83) Für das Präventionskozept dieser Arbeit dient als staatlich anerkannter handlungsfeldbezogener Abschluss die Zertifizierung für Gewaltfreie Kommunikation nach dem CNCV. Bei der durchführenden Person handelt es sich um die qualifizierte GFK-Trainerin Marie Wittke. Nach dem Center of Nonviolent Communication müssen die Trainer insgesamt 9 Schritte absolvieren, um eine GFK-Zertifizierung zu erhalten. Erstens: Sie müssen mindestens 50 Tage ein Training bei einem CNCV-zertifizierten Trainer haben inklusive einem Internationalen Intensivtraining. Zweitens: Sie müssen sich mindestens 10 Feedbacks von Mentoren und Trainern holen. Drittens: Sie müssen in Zusammenarbeit mit mindestens drei verschiedenen CNCV-zertifizierten Trainern ein Mentoring durchgeführt haben. Viertens: Sie müssen sich 10 Feedbacks von Teilnehmern aus den eigenen Trainings mit zusätzlicher Eigenreflexion holen. Fünftens: Sie müssen für 6-12 Monate ein persönliches Tagebuch zu ihren eigenen Lernschritten mit Gewaltfreier Kommunikation führen und nachweisen. Sechstens: Sie müssen mindestens ein Jahr lang als Trainer tätig sein. Siebtens: Sie müssen Übungsgruppen moderieren. Achtens: Sie müssen ein Trainingsbuch mit Aufzeichnen über die von ihr gehaltenen Übungsgruppen und Trainings führen und der letzte Schritt: Sie müssen eine schriftliche, Audio- oder Videodarstellung ihres Verständnisses aller Schlüsselunterscheidungen und GFK-Konzepte, die im „ABC für Zertifizierung" aufgezählt sind, erstellen (Gewaltfreie Kommunikation Austria, 2019).

4.3 Aktivitäten und Inhalte des Angebots

Für das Konzept wurden bestimmte Maßnahmen entwickelt, die einmal in den Bereich der Verhaltensprävention und einmal in den Bereich der Verhältnisprävention eingeteilt wurden. Zu der Verhaltensprävention zählt die Teilnahme am Einführungsseminar sowie die Teilnahme an den Übungstreffen. Außerdem dient die Multiplikatorin Marie Wittke als praktizierendes GFK-Vorbild, sowie der Transfer vom Gelernten in der Praxis. Im Bereich der Verhältnisprävention soll ein Rückzugsort für Konfliktgespräche oder Selbstempathie zur Verfügung gestellt werden, der mit dem Türschild „Bitte nicht stören" gekennzeichnet ist. Zusätzlich werden Kontaktkarten und Wertschätzungskarten zum Beschriften verteilt (siehe Abbildung 4). Die Poster und Plakate, die an verschiedenen Orten in der Klinik aufgehängt werden, zählen auch zur Verhältnisprävention und geben erste Impulse. Die letzte Maßnahme sind täglich wechselnde Selbstfürsorgekarten an den zentralen Stellen, wie beispielsweise der Übergabetafel.

Abbildung 4: Beispiel Kontaktkarte/Wertschätzungskarte GFK

Diese Abbildung wurde aus urheberrechtlichen Gründen von der Redaktion entfernt.

Quelle: https://agile-living.com/download/

Mithilfe des Berliner Modells wurden im Folgenden beispielhaft 3 mögliche Konzeptabläufe der Seminare entwickelt und dargestellt (siehe Tabelle 2). Die Tabelle 1 stellt eine Übersicht über die Hauptinformationen der Trainingseinheiten dar. Doch davor wird erst die Abbildung 5 betrachtet, die eine Übersicht über die Startphase der Implementierung bietet. Beim Startschuss werden

Abbildung 5: Startphase der Implementierung

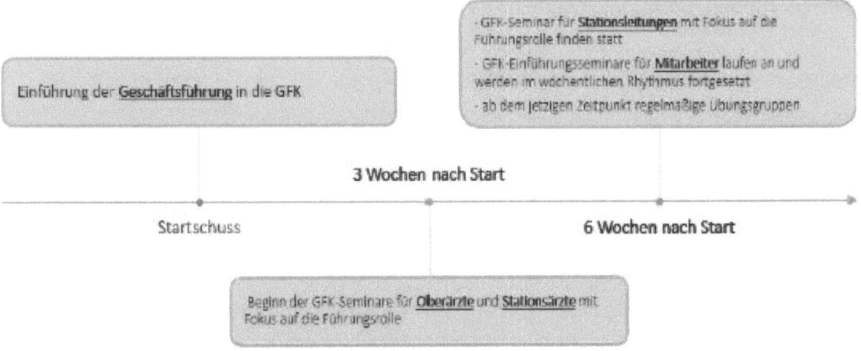

(Quelle: Eigene Darstellung (große Darstellung im Anhang)

Der Startschuss beginnt mit der Einführung der Geschäftsführung in die GFK. Anschließend fangen nach drei Wochen die GFK-Seminare mit dem Fokus auf die Führungsrollen für die Ober- und Stationsärzte an. Nach 6 Wochen geht es dann mit den GFK-Seminaren mit dem Fokus auf Führungsrollen für die Stationsleitungen los. Außerdem beginnen die GFK-Einführungsseminare für die Mitarbeiter und werden ab da im wöchentlichen Rhythmus fortgesetzt, sowie die regelmäßigen Übungsgruppen. Es folgt nun die Darstellung der beispielhaften Trainingseinheiten.

Tabelle 1: Übersicht Informationen über die Trainingseinheiten

Trainingsvorbereitung nach dem Modell „Berliner Schule"	
Trainingsthema	GFK-Einführungskurs
Trainingsdauer	3 Nachmittage von 16 bis 18 Uhr
Zielgruppe/Teilnehmerkreis	Mitarbeiter auf der Intensivstation - direkte Zielgruppe getrennt voneinander
Teilnehmeranzahl	10
Trainer/in	Marie Wittke

Quelle: Eigene Darstellung

Es wurden sieben übergeordnete Trainingsziele für die drei Kurstage formuliert. Sie lauten wie folgt:

1. TN kenne die 4 Schritte der GFK
2. TN kennen den Unterschied zwischen Bewertung und Beobachtung
3. TN kennen die Grundprinzipien der GFK
4. TN reflektieren sich selbst
5. TN kennen den Unterschied zwischen Gefühl und Pseudo-Gefühl/ Gedanke
6. TN können Bedürfnisse formulieren
7. TN können aussichtsreiche Bitten formulieren

Tabelle 2: Berliner Modell – Beispiel 3 Einheiten

1 Woche vor Start				
Zeit	Zielsetzung	Inhalte	Methoden	Material/Medien
	TN sind auf den Kurs vorbereitet	Eigene Konfliktsituation überlegen, Arbeitsblätter ausdrucken und vorbereiten	E-Mail mit Arbeitsblättern versenden	Mail-Adressen

TAG 1				
Zeit	**Zielsetzung**	**Inhalte**	**Methoden**	**Material/Medien**
18:00 bis 18:20	TN sind angekommen im „Hier und Jetzt", TN sind aufmerksam und aufnahmebereit	Begrüßung, Befindensäußerungen, Erfahrungen mit GFK o.ä.	Gespräch der Reihe nach im Plenum	PC mit Kamera und Mikrofon und ZOOM-App (über den gesamten Zeitraum)
18:20 bis 19:00	TN bekommen ersten Eindruck über das Thema, TN kennen den theoretischen Hintergrund, TN reflektieren ihr eigenes Kommunikationsmuster	Grundannahmen der GFK Grundprinzipien der GFK - die 4 Schritte - die 3 Säulen - Wie reden wir miteinander? - 12 Kommunikationssperren nach Thomas Gordon	Trainervortrag mit anschließendem kurzem Gruppengespräch und Fragen/Beispielen	Bildschirm teilen: Power-Point-Präsentation
19:00 bis 19:30	TN können Beobachtungen von Bewertungen unterscheiden, TN üben es zu unterscheiden	Kurze Einleitung der Trainerin, Beobachtung vs. Bewertung, dann Übung in der Gruppe und eigenes Beispiel	Gespräch im Plenum anhand von Beispielen auf einem Arbeitsblatt und Einzelarbeit	Ausgedrucktes Arbeitsblatt: Beobachtung: Faktencheck und Arbeitsblatt eigene Konfliktsituation
19:30 bis 19:45	*Pause*			
19:45 bis 20:00	TN verbinden sich erneut miteinander, TN lernen Gemeinsamkeiten kennen, TN haben Spaß	Spiel: „All-die-Spiel"	Frage-Bewegungs-Spiel	PC-Kamera und Mikrofunktion
20:00 bis 20:30	TN kennen den Unterschied zwischen Gefühl und Pseudo-Gefühl,	Kurze Einleitung der Trainerin, Gefühl vs. Pseudo-Gefühl (Gedanke),	Gespräch im Plenum anhand von Beispielen	Ausgedrucktes Arbeitsblatt: Gefühle vs. Pseudogefühle,

	TN üben/vertiefen den Unterschied	dann Übung in der Gruppe und eigenes Beispiel	auf einem Arbeitsblatt und Einzelarbeit	Übersichtsblatt zu Gefühlen und Pseudo-Gefühlen, Arbeitsblatt eigene Konfliktsituation
20:30 bis 21:00	TN reflektieren, TN äußern Kritik, TN sind im „Hier und Jetzt" TN sind motiviert am nächsten Tag weiterzuarbeiten	Abschlussrunde: Wie geht es uns jetzt? Was nehmen wir mit? Was hat gefallen? Was kann besser gemacht werden?	Gespräch im Plenum (jeder kommt zu Wort)	

TAG 2				
Zeit	**Zielsetzung**	**Inhalte**	**Methoden**	**Material/Medien**
18:00 bis 18:20	TN sind angekommen im „Hier und Jetzt", TN sind aufmerksam und aufnahmebereit	Begrüßung, Befindensäußerungen, Rückblick zu gestern	Gespräch der Reihe nach im Plenum	PC mit Kamera und Mikrofon und ZOOM-App (über den gesamten Zeitraum)
18:20 bis 18:30	TN reflektieren sich mit ihren Gedanken und Einstellungen	Geschichte vom Suppenteller	Trainerin liest vor	Geschichte (ausgedruckt)
18:30 bis 19:00	TN können Bedürfnisse benennen und aus Aussagen heraushören TN üben Bedürfnisse zu formulieren	Kurze Einleitung der Trainerin Bedürfnisse formulieren dann Übung in der Gruppe und eigenes Beispiel	Gespräch im Plenum anhand von Beispielen auf einem Arbeitsblatt und Einzelarbeit	Ausgedrucktes Arbeitsblatt: Bedürfnisse formulieren und Übersichtsblatt zu Bedürfnissen und Arbeitsblatt eigene Konfliktsituation

19:00 bis 19:30	TN wissen wie „Empathie geben" geht, TN erfahren Empathie, TN sind motiviert weiter mit der GFK zu arbeiten	Kurze Einleitung der Trainerin, Empathie geben, dann Übung in der Gruppe mit eigenen Beispielen und Fragen und Übung dazu	Trainervortrag Rollenspiel mit Einstiegssätzen Gespräch im Plenum Einzelarbeit	Arbeitsblätter: -Gefühle -Bedürfnisse -eigenes Beispiel
19:30 bis 19:45		Pause		
19:45 bis 20:00	TN sind aufmerksam und angeregt	Bewegungsspiel	Plenum	
20:00 bis 20:30	TN kennen den Unterschied zwischen Bitten und Forderungen, TN üben aussichtsreiche Bitten	Kurze Einleitung der Trainerin, Bitten vs. Forderungen, dann Übung in der Gruppe und eigenes Beispiel	Gespräch im Plenum anhand von Beispielen auf einem Arbeitsblatt und Einzelarbeit	Ausgedrucktes Arbeitsblatt: zu aussichtsreichen Bitten umformulieren und und Arbeitsblatt eigene Konfliktsituation
20:20 bis 21:00	TN reflektieren, TN äußern Kritik, TN sind im „Hier und Jetzt", TN sind motiviert am nächsten Tag weiterzuarbeiten	Abschlussrunde: Wie geht es uns jetzt? Was nehmen wir mit? Was hat gefallen? Was kann besser gemacht werden?	Gespräch im Plenum (jeder kommt zu Wort der Reihe nach	
		TAG 3		
Zeit	**Zielsetzung**	**Inhalte**	**Methoden**	**Material/Medien**
18:00 bis 18:20	TN sind angekommen im „Hier und Jetzt", TN sind aufmerksam und aufnahmebereit	Begrüßung, Befindensäußerungen , Rückblick zu gestern,	Gespräch der Reihe nach im Plenum	PC mit Kamera und Mikrofon und ZOOM-App (über den

				gesamten Zeitraum)
18:20 bis 18:30	TN reflektieren sich mit ihren Gedanken und Einstellungen	Kollisionsverhütungsregel, in der Verordnung zu den Internationalen Regeln von 1972 zur Verhütung von Zusammenstößen auf See	Trainerin liest vor	Text (ausgedruckt)
18:30 bis 19:00	TN vertiefen das Gelernte	Wiederholung der 4 Schritte	Gespräche im Plenum mit Begleitung der Trainerin	
19:00 bis 20:00	TN üben die Praxis, TN bekommen Sicherheit im Umgang mit der GFK, TN verstehen den Sinn der GFK	Übung der kompletten 4 Schritte an einem oder mehreren Beispielen, evtl. auch aus der Praxis, welche TN selber einbringen	Rollenspiele und Gespräche im Plenum	
15 + 15 Minuten	flexible Pause mit anschließendem Bewegungsspiel			
20:30 bis 21:00	TN reflektieren, TN äußern Kritik, TN sind im „Hier und Jetzt", TN sind motiviert die GFK in der Praxis anzuwenden und zu den Übungsgruppen zu kommen	Abschlussrunde: Wie geht es uns jetzt? Was nehmen wir mit? Was hat gefallen? Was kann besser gemacht werden?	Gespräch im Plenum (jeder kommt zu Wort der Reihe nach)	

Quelle: Eigene Darstellung

5 Qualitätssicherung des Angebots

5.1 Maßnahmen zur Qualitätssicherung und Evaluation

Das Verfahren zur Evaluation betrieblicher Gesundheitsförderung dient dazu, kassenübergreifend die Wirksamkeit von Maßnahmen nachzuweisen (GKV-Spitzenverband, 2008, S.7). Abbildung 6 zeigt schematisch den Ablauf der

Evaluation in Betrieben und wird von oben nach unten gelesen. Es folgt zuerst eine Erfassung des Betriebes sowie die erste Mitarbeiterbefragung über die Gesundheit – in diesem Fall mit dem Fokus auf Kommunikation – im Betrieb. Nachdem die Rückmeldung der Ergebnisse eingetreten ist, folgt die Intervention. Diese wird immer mit einer Maßnahmen- und Fortbildungsevaluation begleitet. Bei der Wirkungsdauer rechnet die Gruppe mit 12 Monaten. Anschließend kommt eine zweite Mitarbeiterbefragung und ein zweiter Erfassungsbogen, diesmal auch über die Anwendung der GFK und dessen Auswirkungen. Zu guter Letzt folgt eine weitere Rückmeldung der Ergebnisse.

Abbildung 6: Evaluationsverfahren der Betrieblichen Gesundheitsförderung

Diese Abbildung wurde aus urheberrechtlichen Gründen von der Redaktion entfernt.

Quelle: GKV-Spitzenverband, 2008, S.8

Die Maßnahmen wurden nochmals einzeln auf die Wirkungsebenen Input, Output und Outcome untergliedert. Auf der Outcome-Ebene werden Mitarbeiter, Multiplikatoren sowie außenstehende Personen mithilfe eines Fragebogens über die gelernten GFK-Methoden befragt. Zu den außenstehenden Personen zählen beispielsweise Kollegen oder stichprobenartig die Angehörigen der Patienten. Der Grund, warum die Patienten nicht selbst befragt werden, ist das die meisten davon auf der Intensivstation beispielsweise beatmet werden und nicht ansprechbar sind. Hinzu kommt die Beobachtung der AU-Tage. Auf der Output-Ebene werden Mitarbeiterbefragungen vor und nach dem Angebot ausgeteilt. Den Führungskräften werden regelmäßig Fragen zum Team und zu vorkommenden Konflikten gestellt, um einen stetig aktuellen Überblick und Feedback zu bekommen. Außerdem werden hier die Mitarbeiter über die Anwendung der gelernten Methode befragt. Zusätzlich kommt die Befragung der Multiplikatoren zur Gruppendynamik und zum Fortschritt. Auf der letzten Ebene, der Input-Ebene, zählen zu den Maßnahmen die Auswertung der Anmeldungen, Teilnahmelisten, Tendenzen in der Teilnahme sowie die Klicks in den Lernvideos (Monitoring).

Literaturverzeichnis

(NACH APA)

Baller, G. & Schaller, B. (2016). *Kommunikation im Krankenhaus: Erfolgreich kommunizieren mit Patienten, Arztkollegen und Klinikpersonal* (1. Aufl. 2017 Aufl.). Springer Gabler.

GKV-Spitzenverband. (2020). *Leitfaden Prävention.* https://www.gkv-spitzenverband.de/media/dokumente/krankenversicherung_1/praevention__selbsthilfe__beratung/praevention/praevention_leitfaden/Leitfaden_Praventi on_2020_barrierefrei.pdf

Kurz, B. & Kubek, D. (2021). *Kursbuch Wirkung.* PHINEO.

Marschall, J., Hildebrandt, S., Kleinlercher, K. & Nolting, H. (2020). *DAK Gesundheitsreport 2020. Stress in der modernen Arbeitswelt. Sonderanalyse: Digitalisierung und Homeoffice in der Corona-Krise (Beiträge zur Gesundheitsökonomie und Versorgungsforschung)* (1. Aufl.). medhochzwei Verlag.

Meyer, H. & Reher, H. (2020). *Projektmanagement: Von der Definition über die Projektplanung zum erfolgreichen Abschluss* (2. Aufl.). Springer Gabler.

Rosenberg, M. B. & Holler, I. (2016). *Gewaltfreie Kommunikation.* Beltz Verlag.

Schmidt, K., Bauer, M., Schmidt, K. & Bauer, M. (2015). *Betriebliches Gesundheitsmanagement im Krankenhaus.* Nomos Verlagsgesellschaft.

Wittke, M. (2021): *Führungskompetenz und Resilienz stärken: Gewaltfreie Kommunikation im Unternehmen verankern*

Download. (2016, Juli 1). *agile-living.* https://agile-living.com/download/

Gewaltfreie Kommunikation Austria. (2019). *Zertifizierungsprozess des CNVC |*
Gewaltfreie Kommunikation Austria. Gewaltfrei.at.
https://www.gewaltfrei.at/zertifizierungsprozess-des-cnvc

GKV-Spitzenverband. (2008). *Anwenderhandbuch Evaluation Teil 2: Evaluation*
von betrieblicher Gesundheitsförderung. Bergisch Gladbach: IKK-
Bundesverband. Verfügbar unter: https://www.gkv-
spitzenverband.de/krankenversicherung/praevention_selbsthilfe_beratung/p
raevention_und_bgf/evaluation/evaluation.jsp

- GFK-Seminar für **Stationsleitungen** mit Fokus auf die Führungsrolle finden statt
- GFK-Einführungsseminare für **Mitarbeiter** laufen an und werden im wöchentlichen Rhythmus fortgesetzt
- ab dem jetzigen Zeitpunkt regelmäßige Übungsgruppen

6 Wochen nach Start

3 Wochen nach Start

Einführung der Geschäftsführung in die GFK

Beginn der GFK Seminare für **Oberärzte** und **Stationsärzte** mit Fokus auf die Führungsrolle

Startschuss